BEI GRIN MACHT SICH IHR WISSEN BEZAHLT

AF137931

- Wir veröffentlichen Ihre Hausarbeit,
  Bachelor- und Masterarbeit

- Ihr eigenes eBook und Buch -
  weltweit in allen wichtigen Shops

- Verdienen Sie an jedem Verkauf

Jetzt bei www.GRIN.com hochladen und kostenlos publizieren

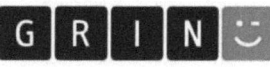

Digitalisierung in der Telemedizin. Medizinische Kommunikation bei Online-, Video- und Telefonsprechstunden

Tobias Speck

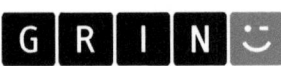

Bibliografische Information der Deutschen Nationalbibliothek:

Die Deutsche Nationalbibliothek verzeichnet diese Publikation in der Deutschen Nationalbibliografie; detaillierte bibliografische Daten sind im Internet über http://dnb.d-nb.de abrufbar.

ISBN: 9783346755872
Dieses Buch ist auch als E-Book erhältlich.

© GRIN Publishing GmbH
Trappentreustraße 1
80339 München

Druck und Bindung: Books on Demand GmbH, Norderstedt Germany
Gedruckt auf säurefreiem Papier aus verantwortungsvollen Quellen

Das vorliegende Werk wurde sorgfältig erarbeitet. Dennoch übernehmen Autoren und Verlag für die Richtigkeit von Angaben, Hinweisen, Links und Ratschlägen sowie eventuelle Druckfehler keine Haftung.

Das Buch bei GRIN: https://www.grin.com/document/1290551

Hausarbeit

im Rahmen des Studiengangs Bachelor of Science

in Präventions-, Therapie- und Rehabilitationswissenschaften

Digitalisierung in der Telemedizin – Medizinische Kommunikation bei Online-/Video- und Telefonsprechstunden

Bearbeitet von:	Tobias Speck
Modul:	10 Personal- und Sozialkompetenz
Vorlesung:	Kommunikation und Gesprächsführung
Abgabedatum:	02.05.2019

Inhaltsverzeichnis

Tabellen- und Abbildungsverzeichnis

Abkürzungsverzeichnis

A.	Arzt
AE	Appellebene
BE	Beziehungsebene
EU-DSGVO	Datenschutz-Grundverordnung der Europäischen Union
GKV	gesetzliche Krankenversicherung
GOÄ	Gebührenordnung für Ärzte
FAZ	Frankfurter Allgemeine Zeitung
MBO-Ä	Musterberufsordnung für Ärzte
P.	Patient
SaE	Sachebene
SeE	Selbstoffenbarungsebene
sog.	sogenannt
u.a.	unter anderem
v.a.	vor allem

1 Einführung

Die Revolution der Digitalisierung in der Medizin nimmt im heutigen digitalen Zeitalter immer einen größer werdenden Stellenwert ein, egal ob es sich um den Transfer von Gesundheitsdaten durch Telemonitoring, Telemedizin bei Notfällen oder Online-/Video- und Telefonsprechstunden handelt. Besonders bei der aktuell geführten Debatte des Fach- und Allgemeinärztemangels in Deutschland ist umgehend in der westlich orientierten und technologielastigen Medizin ein Umdenken nötig.[1(p3)]

1.1 Relevanz des Themas

Durch die Verabschiedung des Gesetzes für sichere digitale Kommunikation und Anwendungen im Gesundheitswesen (E-Health-Gesetz) durch den Bundestag am 04. Dezember 2015, welches am 01. Januar 2016 in Kraft getreten ist, hat die Digitalisierung in der Telemedizin an Bedeutung für Ärztinnen und Ärzte[1] als auch für Patienten und Versicherte gewonnen. Wie im Allgemeinen Teil dieses Gesetzes beschrieben, sollen u.a. telemedizinische Leistungen gefördert werden, vor dem Hintergrund der Stärkung der inter- und intrasektoralen Kooperation von Ärzten und der Versorgung der Versicherten, insbesondere in unterversorgten Provinzen. Aufgrund des demographischen Wandels gewinnt der Einsatz moderner Informations- und Kommunikationstechnologien immer mehr an Gewichtigkeit, um die Qualität und Wirtschaftlichkeit der medizinischen Versorgungsstrukturen besonders im ländlichen Raum zu gewährleisten.[2(p26ff.)]

Der momentane Istzustand der Telemedizin (Fernmedizin) lässt sich für alle ärztlichen audiovisuellen Versorgungskonzepte zahlenmäßig wie folgt beschreiben. In einer repräsentativen Umfrage im deutschen Ärzteblatt im Jahre 2015 von fast 1600 Bundesbürgern im Alter von 18 bis 79 Jahren haben 44% der Teilnehmer angegeben, bei Routineuntersuchungen, wie z.B. bei chronischen Erkrankungen einen Online-/Video- und Telefonanruf zu ihrem persönlichen Haus- oder Facharzt zu tätigen. Im Vergleich dazu nutzen erst 3,5% der Mediziner diese

---

[1] Im folgenden Text werden bei Personenbezeichnungen wegen der besseren Lesbarkeit grundsätzlich nur die männlichen Personen genannt, sie werden als Gattungsbegriffe verstanden, die stets auch die entsprechenden weiblichen Personen einschließen.

technologische Weiterentwicklung. Seit dem 01. Juli 2017 ist die elektronische Online-/Video- und Telefonsprechstunde offiziell mit einer eigenen Gebührenordnung für Ärzte (GOÄ) eingeführt und als eine reguläre anerkannte und unterstützte Leistung aller gesetzlichen Krankenkassen finanziert.[1(p65f.)]

1.2 Berufliche Relevanz

Seit Mai 2018 ist durch den Ärztetag eine deutliche Lockerung für das Verbot der ausschließlichen Fernbehandlung geschaffen. Im neuen Wortlaut bezüglich einer Änderung des Paragraphen 7 Absatz 4 der Musterberufsordnung für Ärzte (MBO-Ä) (Fernbehandlungen) heißt es: „Wenn dies ärztlich vertretbar ist und die erforderliche ärztliche Sorgfalt insbesondere durch die Art und Weise der Befunderhebung, Beratung, Behandlung sowie Dokumentation gewahrt wird und die Patientin oder der Patient auch über die Besonderheiten der ausschließlichen Beratung und Behandlung über Kommunikationsmedien aufgeklärt wird." Dies bedeutet konkret für den beruflichen Alltag eines jeden Fach- bzw. Hausarztes: Im Einzelfall dürfen künftig Patienten auch ohne persönlichen Erstkontakt über Kommunikationsmedien beraten und behandelt werden.[3]

Gründend auf dem aktualisierten Berufsrecht ergeben sich für die berufliche Praxis durch die Anwendung von Online-/Video- und Telefonsprechstunden sowohl für die Mediziner als auch für die Versicherten gewinnbringende Vorteile. Das Therapieangebot einer ärztlichen Behandlung kann dahingehend erweitert werden, sodass die Ausweitung der Rehabilitationsmedizin und ihren Einsatz in der Aus-, Fort- und Weiterbildung mögliche Verlaufskontrollen bei postoperativen Wundheilungsphasen sowie bei chronisch Erkrankten, z.B. bei Störungen des Bewegungs- und Stützapparates, zeitlich und örtlich effizienter betreut werden können. Eine Qualitätsverbesserung für die meisten Patienten gelingt durch die Einholung von ärztlichen Zweitmeinungen, bei Fragen zur Medikation oder der Ausstellung eines Folgerezepts.[1(p44,p65f.)]

1.3 Zielsetzung der Arbeit und Fragestellung

Die Zielsetzung der Arbeit mit der Fragestellung: „**Digitalisierung in der Telemedizin - Medizinische Kommunikation bei Online-/Video- und Telefonsprechstunden?**", soll anhand eines später aufgeführten Fallbeispiels untersuchen, welche potentiellen Konsequenzen eine digital geführte

Online-/Video- und Telefonsprechstunde, in Bezug auf das Kommunikationsquadrat seitens des Senders von Friedemann Schulz von Thun, auf die medizinische Kommunikation hat. Im Folgenden soll dies unter 2.6 erörtert werden.[4]

2 Kommunikationsquadrat

Das Kommunikationsquadrat (früher: Nachrichtenquadrat) oder auch Vier-Seiten-Modell genannt, welches das Sender-Empfänger-Modell nach Shannon/Weaver und Organon-Modell der Sprache nach Bühler erweitert, soll in dieser Fallstudie den Hauptteil einnehmen. Zunächst sollen die Grundbegriffe und Grundlagen der Kommunikation herausgearbeitet werden. Anschließend wird mitunter differenziert die medizinische Kommunikation erläutert. Im Gliederungspunkt unter „2.3 Friedemann Schulz von Thun" ist der Begründer dieses Kommunikationspsychologischenmodells zu nennen. Infolgedessen werden die theoretischen Hintergründe detailliert dargestellt und mit einem anschaulichen Praxisbeispiel verknüpft.[5]

2.1 Grundlagen der Kommunikation

Im Alltag wird der Begriff „Kommunikation" genauso selbstverständlich, wie z.B. das Wort „Kaffeemaschine", gebraucht. Jedoch ist vielen Menschen nicht bewusst - Was ist eigentlich Kommunikation und was passiert dabei? Die ursprüngliche Bedeutung des Begriffs „Kommunikation" kommt aus dem Lateinischen „communicare" und bedeutet so viel wie „gemeinsam machen" oder „(mit)teilen". Der ärztliche Alltag lässt sich nur mit kommunikativen Fähig- und Fertigkeiten bewältigen. Als Arzt werden ständig Patientengespräche geführt, Arztbriefe geschrieben und Protokolle oder E-Mails beantwortet sowie telefoniert. Das Ziel jedweder sprachlichen Kommunikation ist es, im wechselseitigen Austausch mit dem Gegenüber Informationen und Erfahrungen weiterzugeben. Gleichwohl wird hier vorausgesetzt, dass dies nur dann funktioniert, wenn der Gesprächspartner, als Rollenpartner aktiv ist.[5(p27ff.)]

Grundsätzlich werden zwei Kommunikationsformen unterschieden: Die Kommunikation im engeren und weiteren Sinne. Der Schwerpunkt soll für die Fallstudie auf der Kommunikation im engeren Sinne, der sprachlichen Kommunikation, gesetzt werden. Zu unterscheiden sind sprachliche (=non-/para-/verbale) und nicht-sprachliche (=extraverbale) Kommunikation. Um die Vielzahl von Interpretationsmöglichkeiten der Kommunikationsarten zu verdeutlichen, je ein Beispiel. Wenn Menschen sich sprachlich, z.B. mit Sätzen oder Worten, austauschen, ist von einer verbalen Kommunikation die Rede. Verzieht ein Patient aufgrund von akuten Schmerzen das Gesicht, dann lässt sich dies als nonverbale Kommunikation deuten. Bei Online-/Video- und Telefonsprechstunden kann bereits ein Seufzen, längere Pausen oder die Veränderung des Tonfalls durchaus kommunikativ als paraverbale Kommunikation interpretiert werden. Zudem kann selbst der Zeitpunkt oder Ort eines Online-/Video- oder Telefongesprächs ein kommunikatives Zeichen sein: Wenn bspw. ein Patient schwerwiegend verletzt auf einer Intensivstation liegt und der zuständige Klinikarzt bei den Angehörigen einen nächtlichen Anruf tätigt. Hierbei wird von einer extraverbalen Kommunikation gesprochen. Die Zeichen und ihre kommunikativen Realisierungen sind in Tabelle 1 aufgeführt.[5(p33ff.)]

2.2 Medizinische Kommunikation

Die Terminologie „Medizinische Kommunikation" beschreibt das medizinische Handeln, wobei die Kommunikation einen sozialen Prozess der Informationsvermittlung in einem Gespräch aufgreift. Eine Medizinische Kommunikation findet immer dann statt, wenn Ärzte mit Patienten sprechen. Dies ist unabhängig davon, um welche konkrete Kommunikationsform, wie unter „2.1 Grundlagen der Kommunikation" beschrieben, es sich handelt. Jedoch gibt es weder im medizinischen Sinne noch aus kommunikationswissenschaftlicher Sicht eine klassische Definition. Der Grund dafür ist, es gibt weder *den einen* Arzt noch *den einen* Patienten.

Hinsichtlich dessen, ist jede Arzt-Patienten-Kommunikation neu zu bewerten, welche kein striktes Schema verfolgt. Im Vergleich zur eigentlichen Kommunikations- und Sprachwissenschaft stellen diese Gespräche zwischen Ärzten und Patienten diesbezüglich eine besondere Situation dar, weil der Leidende eine schwächere kommunikative Rolle einnimmt. Erwiesenermaßen belegen Studien, dass durch eine gut geleitete und angstnehmende Gesprächsführung nachweislich signifikant verkürzte Krankheitsverläufe und eine gesenkte Nebenwirkungsrate im Zusammenhang einer medizinischen Therapie eintreten. Weiter ist bewiesen, dass die Lebensqualität von schwer chronisch Kranken angesichts einer mangelhaften Kommunikation zwischen Arzt und Patient bedeutend sinkt. Festzuhalten gilt, eine gewissenhaft geführte Medizinische Kommunikation ist sowohl Kommunikation als auch Medizin zugleich.[5(p1ff.)]

2.3 Friedemann Schulz von Thun

Der folgende Abschnitt soll dem Begründer des unter „2 Kommunikationsquadrat"
vorgestellten Kommunikationspsychologischenmodells gewidmet werden. Prof.
Dr. Friedemann Schulz von Thun (s. Abb. 1) wurde 1944 in Soltau südlich von
Hamburg geboren. Nach dem Abitur studierte er Psychologie mit Anteilen der
Pädagogik und Philosophie. 1971 schloss er dieses Studium zum Dipl.-
Psychologen ab. Schließlich promovierte er über die Verständlichkeit bei der
Wissensvermittlung im Jahre 1973. Diese Erkenntnisse aus seiner
Forschungsarbeit haben sich aufgrund verschiedenster Inspirationsquellen, wie
z.B. der Sprachpsychologie Karl Bühlers, Kommunikationstheorie Pauls
Watzlawicks oder auch der Erkenntnisse von Carl Rogers über die Bedingungen
zwischenmenschlicher Kommunikation auf seine Art Vorlesungen zu halten und
Bücher zu schreiben, stark beeinflusst.

Im Laufe seines weiteren wissenschaftlichen Weges habilitierter er 1975. Er war
von diesem Zeitpunkt bis 2009 als Professor für Schulpsychologie an der
Universität Hamburg tätig. Währenddessen entstand im Zuge eines
Einführungsvortrages Kommunikation im Jahre 1977 das
Kommunikationsquadrat, ohne Beteiligung des Vier-Ohren-Modells. Veröffentlicht
wurde dieses zum ersten Mal in einem Taschenbuch „Miteinander reden -
Störungen und Klärungen" 1981. Bis heute ist das
Kommunikationspsychologischemodell ein Klassiker, mit einer Auflagenstärke von
1,3 Millionen Exemplaren und gehört zu jeder beruflichen Aus-, Fort- und
Weiterbildung sowie als Standardwerk im Deutschunterricht an Schulen dazu.[6(p1ff.)]

2.4 Die vier Ebenen der Kommunikation

Wenn Menschen bewusst oder unbewusst kommunizieren, dann werden
Nachrichten auf vier verschiedenen Kommunikationskanälen übertragen, auf
denen eine Botschaft interpretiert werden kann (s. Abb. 2). Die vier Aspekte einer
Nachricht bilden:

- Eine Sachebene (SaE)
- Eine Beziehungsebene (BE)
- Eine Selbstoffenbarungsebene (SeE)
- Eine Appellebene (AE)

Dies vergleicht Schulz von Thun mit Musik auf den Ohren und deutet jede
kommunikative Handlung im bildlichen Vergleich als einen „Vierklang mit Ober-

---

und Untertönen." Das heißt, im übertragenen Sinne gibt es bei jeder Art von Mitteilung einen dominanten Ober- und drei weitere aktive und hörbare Untertöne. Je nach dem welcher Oberton bzw. Untertöne der Empfänger aus einer Äußerung entschlüsseln konnte, wird die Reaktion auf die ausgesendete Verlautbarung sein. Hinsichtlich der Dominanzen der Töne birgt diese Form von Übermittlung auch etliche Risiken für auftretende Missverständnisse und Kommunikationsstörungen. Meist liegt der Grund darin, dass die Gesprächspartner untereinander nicht auf einer gemeinsamen Gesprächsebene kommunizieren oder nur unzureichend dem Gegenüber aktiv zuhören. Um dies für die jeweiligen Kommunikationsebenen zu veranschaulichen, soll dies anhand eines medizinischen Beispiels nachfolgend erläutert werden.[6(p1f.),5(p85f.),7(p50),8(p8)]

2.4.1 Sachebene

Auf der Sachebene eines Gesprächs geht es darum, einen Sachinhalt in Form von Daten, Fakten und Sachverhalte in den Vordergrund zu stellen. Dahingegen bieten sich folgende hilfreiche Fragestellungen an: Was möchte der Patient von mir? Welche Aussage macht er? Worüber spricht er? Ein medizinisches Beispiel soll dies verdeutlichen: Wenn bspw. ein Arzt einem Patienten eine Spritze appliziert und dem Patienten sagt: „Ich gebe Ihnen jetzt eine Spritze." Dann ist die einzige Absicht, den Patienten über die anstehende Applikation sachlich zu informieren. Die Aufgabe eines Senders besteht schließlich darin, den Sachverhalt eindeutig darzustellen.[6(p1),8(p9),5(p86f.)]

2.4.2 Beziehungsebene

Um den Beziehungsebene innerhalb einer Konversation gezielt zu hinterfragen, bieten sich im Dialog diese Fragestellungen an: Wie sieht sich der Patient im Verhältnis zu mir? Wie sieht mich der Patient im Verhältnis zum ihm? Wie müssen wir zueinanderstehen, damit das Verhalten angemessen ist? Die Weiterführung des obengenannten Beispiels unter „5.4.1 Sachebene" soll das klarmachen. Bei der Applikation der Spritze könnte auf der Beziehungsebene die Antwort des Arztes lauten: „Wir sind Partner und entscheiden jeden Schritt gemeinsam." Oder aber: „Ich (der Arzt) bin dir überlegen, denn ich entscheide, was zu tun ist." Es lässt sich erahnen, dass die Beziehungsebene für die Arzt-Patienten-Kommunikation mitunter die wichtigste Kommunikationsebene in fast jeder Nachricht ist. Beeinflusst wird die Beziehung durch para- und nonverbale Kommunikation.

Diesbezüglich steht das Gesagte in Abhängigkeit, ob der Sender wortwörtlich kommuniziert (explizite Kommunikation) oder der Sprachinhalt aus dem Gesagten herausgelesen werden muss (implizite Kommunikation).[8(p9),5(p86ff.),6(p1)]

2.4.3 Selbstoffenbarungsebene

Ein weiterer Weg eine Arzt-Patienten-Kommunikation zu analysieren, ist die Selbstoffenbarungsebene: Sie beschreibt eine Selbstkundgabe einer Person. Dies kann bewusst oder unfreiwillig aufgrund der Bekanntmachung eigener Emotionen, Wertevorstellungen oder momentanen/zukünftigen Bedürfnissen passieren. Fragen, die zur Entschlüsselung dieser Kommunikationsebene verhelfen, sind: Was erzählt der Patient von sich? Was beschäftigt ihn? Welche Emotionen zeigt er? Angeknüpft an das vorherige Beispiel könnte im positiven Einklang mit dem Patienten auf der Ebene der Selbstoffenbarung die Aussage des Arztes wie folgt lauten: „Ich will, dass Sie wissen, was ich als nächstes tue, denn Sie sollen keine Angst haben." Oder um eine mögliche Kommunikationsstörung mit Auswirkungen auf die Beziehungsebene entstehen zu lassen tätigt, der Arzt folgende Aussage: „Ich bin der Arzt und weiß, was zu tun ist."[6(p1),8(p9),5(p86)]

2.4.4 Appellebene

Eine Nachricht kann auch auf Appellebene gesendet werden, dann möchte in aller Regel der Sender mit Worten ein bestimmtes Ziel erreichen und äußert Wünsche, Ratschläge oder Handlungsanweisungen. Eine Schwierigkeit dabei ist, dass Appelle offen oder verdeckt gesendet werden können. Um diese zu entschlüsseln, sollten u.a. folgende zielführende Fragen gestellt werden: Was möchte der Patient von mir? Wo sieht er mich in der Pflicht? Wozu er mich veranlassen möchte? Wenn mittels des praktischen Beispiels der bevorstehenden Applikation einer Spritze der Oberton auf der Appellebene überwiegt, so könnte gründend auf einer guten Arzt-Patienten-Beziehung die appellative Äußerung seitens des Arztes sein: „Gib mir deine Zustimmung zu meiner Maßnahme." Führen jedoch der Patient und der Arzt eine negative Beziehung, wird die Botschaft auch „Widersprich mir nicht" lauten können. Wie bereits unter „2.4.3 Selbstoffenbarungsebene" aufgeführt, stehen die Konsequenzen von Aussagen auf Appellebene immer auch im engen Zusammenhang mit der Ebene der Beziehung.[6(p1),8(p9),5(p86f.)]

2.5 Vier-Ohren-Modell

Unter „2.4 Die vier Ebenen der Kommunikation" ist von einem „Vierklang mit Ober- und Untertönen" die Rede. In Abhängigkeit, welcher Ober- bzw. Unterton überwiegt, können Äußerungen durch den Hörer ebenso auf vier verschiedenen Ohren interpretiert werden (s. Abb. 3). Dies bedeutet, jeder Kommunikationsebene kann ein entsprechendes Hörorgan des Empfängers zugeordnet werden. Das daraus entstehende Modell wird auch Vier-Ohren-Modell genannt und ist in einem unmittelbaren Zusammenhang mit den vier Ebenen der Kommunikation zu sehen. Zu unterscheiden sind:

- Das Sach-Ohr
- Das Beziehungs-Ohr
- Das Selbstoffenbarungs-Ohr
- Das Appell-Ohr

Beeinflusst wird das Vier-Ohren-Modell u.a. durch para- und nonverbale Kommunikation wie auch die jeweilige Patientenvorgeschichte und der momentanen Befindlichkeit eines Patienten. Im Folgenden soll die Interpretation einer Nachricht je Ohr anhand einer Patientenkernaussage: „Wann werde ich den endlich operiert" erörtert werden.[8(p9f.),5(p88f.)]

2.5.1 Sach-Ohr

Wenn Konversationen seitens des Senders auf Sachebene geführt werden, welches hauptsächlich im beruflichen Kontext der Fall ist, dann ist im Moment das Sach-Ohr des Hörers aktiv. Wie im vorherigen Gliederungspunkt angekündigt, hört das Sach-Ohr aus Sicht eines Arztes folgende Äußerung: „Der Patient möchte den Zeitpunkt der Operation wissen."[7(p52),8(p10)]

2.5.2 Beziehungs-Ohr

In Bezug auf „2.4.2 Beziehungsebene" kann durch die Fokussierung auf das Beziehungs-Ohr des Empfängers übermittelte Inhalte wertgeschätzt oder abgelehnt, geachtet oder missachtet, gedemütigt oder respektiert werden. Das Beziehungs-Ohr des Hörers ist dann auf Empfang geschalten, wenn dieser überempfindlich oder beleidigt reagiert und alles auf seine eigene Person bezieht. Gründend auf der Patientenkernaussage hört das Beziehungs-Ohr eines Arztes: „Der Patient glaubt, dass ich mich nicht genug für ihn eingesetzt habe, und meint nun, er kann mich scheuchen."[6(p1),7(p52),8(p10)]

2.5.3 Selbstoffenbarungs-Ohr

Mit dem Hintergrund der unter dem Gliederungspunkt „2.4.3 Selbstoffenbarungsebene" beschriebenen Sachverhalts ergeben sich seitens der Stärkung des Selbstkundgabe-Ohrs Fragestellungen, wie z.b. Was ist das für einer? Wie ist er gestimmt? Was ist mit ihm? Um besonders emotionalen und gefühlsbetonten Patienten professionell entgegenzutreten, ist die Stimulation des Selbstoffenbarungs-Ohrs des Hörers notwendig. Zum einen kann dadurch der Patient besser verstanden und zum anderen muss Kritik nicht persönlich genommen werden. Im vorliegenden Fall interpretiert möglicherweise der behandelnde Arzt die Patientenkernaussage folgendermaßen: „Der Patient hat Angst vor der Operation; es ist unerträglich, diese so lange auszuhalten."[6(p1),7(p53),8(p10)]

2.5.4 Appell-Ohr

Abgleitet aus Punkt „2.4.4 Appellebene" ergeben sich für den Adressaten, welcher auf dem Appell-Ohr empfängt und fragt: Was soll ich jetzt (nicht) machen, denken oder fühlen? Ärzte, die lediglich auf dem Appell-Ohr hören, finden keine Ruhe, können und wollen nicht „Nein" sagen und versuchen jeder unausgesprochenen Erwartung eines Patienten gerecht zu werden. Wenn der zuständige Mediziner im aufgeführten Beispiel sein Appell-Ohr schulen möchte, erschließt er aus der Kernaussage des Patienten: „Der Patient möchte, dass ich mich für ihn einsetze, damit er schnell operiert wird."[6(p1),7(p53),8(p10)]

2.6 Praxistransfer in eine Online-/Video- und Telefonsprechstunde

Wie bereits unter „1.1.3 Zielsetzung der Arbeit und Fragestellung" aufgeführt, soll im anschließenden Fallbeispiel untersucht werden, welche Konsequenzen eine digital geführte Online-/Video- und Telefonsprechstunde, in Bezug auf das Kommunikationsquadrat seitens des Senders von Friedemann Schulz von Thun, auf die medizinische Kommunikation hat.

Technische Voraussetzungen während des Behandlungsgesprächs per Videotelefonie sind: Ein leistungsfähiger Internetanschluss mit Übertragungsraten von mindestens 50 MBit/s. Darüber hinaus ein Mikrofon mit Spracherkennung, welche für die spätere Dokumentation wichtig ist. Des Weiteren eine Kamera, die den Patienten während der Online-Sprechstunde filmt, um verbale Äußerungen mit der nonverbalen Kommunikation in ein Bewegtbild umzusetzen.

Hintergrundinformationen zur Situation vor Ort: In seiner Praxis bittet Dr. Max Mustermann (A.) seinen Patienten (P), Herr M., LKW-Fahrer, 55 Jahre, in sein virtuelles Sprechzimmer zu einer gewohnten Routinekontrolle. Dieser wird in seinem Wohnzimmer in einer sitzenden Position auf einer Couch angetroffen. Seit etwa 10 Jahren ist er wegen eines arteriellen Hypertonus und familiärer Adipositas permagna in hausärztlicher Behandlung.

Folgender Gesprächsverlauf:

A.: „Guten Tag, Herr M., ich freue mich, Sie zu sehen. Wie geht es Ihnen?" (SeE)

P.: „Mir geht es leider die letzten Wochen immer schlechter. Ich verspüre trotz meiner eingehaltenen Ruhezeiten eine abnorme, fast chronische Müdigkeit/Abgeschlagenheit. Nach Aussage meiner Frau schnarche ich nachts außerordentlich stark und es findet immer mal wieder über einen längeren Zeitraum Atemaussetzer statt. Über den Tag hinweg bin ich unausstehlich, gereizt und erschöpft." (SeE)

A.: „Ich mache mir große Sorgen um Ihre Gesundheit. Wir werden das schon hinbekommen." (BE)

P.: „Wenn Sie das sagen, dann bin ich beruhigt. Ich fühle mich bei Ihnen immer in sehr guten Händen und sehe stets einen schnellen Behandlungserfolg." (BE)

A.: „Laut ihren Schilderungen deutet dies auf ein schweres, obstruktives Schlaf-Apnoe-Syndrom hin. Dies bedeutet im Volksmund, dass es sich dabei um ein Beschwerdebild durch immer wiederkehrende Atemstillstände und/oder Minderbelüftungen der Lunge während des Schlafs handelt. So finden sich Apnoen mehrmals für über eine Minute und führen zu Sauerstoffabfällen im Schlaf bis unter 60% der Sauerstoffsättigung. Der Normwert liegt normalerweise bei > 92%. (SaE) Um Ihnen eine definitive ärztliche Diagnose stellen zu können, müssen Sie sich erneut in meiner Praxis persönlich vorstellen. Sie werden sich über Nacht in ein Schlaflabor begeben müssen, wobei der Atemrhythmus/-frequenz und Sauerstoffsättigung gemessen wird. Wenn sich der Verdacht bestätigt, muss Ihr Schlaf künftig mit einer CPAP-Maskenbeatmung (Überdruck-Beatmung) unterstützt werden. Bitte vereinbaren Sie einen Termin." (AE)

3 Chancen, Risiken und Barrieren der Telemedizin

Aus wirtschaftlicher Sicht ergeben Sie für den Arzt seit dem 01. Juli 2017 für die Online-/Video- und Telefonsprechstunde mit einer eigenen Gebührenordnungsposition, wie sie im E-Health-Gesetz fest verankert ist, neue finanzielle Möglichkeiten. Internetstartupunternehmen wie Patientus, die den Ärzten eine passende Software liefern, haben den Trend der Zeit erkannt und nutzen die Funktion um Kunden- bzw. Kundendaten zu gewinnen. Weitere medizinische Vorteile liegen auf der Hand. Die neuen Versorgungsstrukturen sollen den Ärztemangel in Deutschland in ländlichen Regionen auffangen, sodass v.a. den älteren Patienten ohne Angehörigen, die Anfahrtswege und Wartezeiten zum und beim Arzt erspart bleiben. Vorausgesetzt wird eine wissentliche Medienkompetenz der Senioren. Weiter steht diese „elektronische Überwachung" für ein Mehr an Selbstbestimmung im häuslichen Leben. Ggf. werden schon bald die Pflegeplätze in Seniorenheimen überflüssig werden. Via Video oder Telefon rücken Ärzte und Patienten näher zusammen. Dies wirkt sich positiv für den Patienten neben Verlaufskontrollen bei chronisch Kranken und Wundheilungsverläufen, Verschreibung von Folgerezepten, auch auf die beratende Therapie von Hypertonien, Erkrankungen wie Asthma oder Hypercholesterinämie, aus. Für den Arzt bedeutet dies u.a. einen zeitsparenden interdisziplinären Informationsaustausch mit (Fach-)Kollegen.[9(p51),1(p114ff.),10(p1ff.)]

Die wachsenden Risiken der fortschreitenden Entwicklung in der Telemedizin sind ferner die standardisierten technischen Voraussetzungen einer Software für einen geregelten Praxisbetrieb, welche in den kommenden Jahren mit einer Kostenexplosion einhergehen. Laut der Frankfurter Allgemeinen Zeitung (FAZ) müssen Mediziner in etwa zwischen 30-70€ pro Monat bezahlen. Im Vergleich dazu dürfen Sie höchstens 800€ im Jahr abrechnen. Dies darf nicht dazu führen, dass das zur Verfügung stehende Geld den leiblichen Ärzten für die Regelversorgung abgezogen wird. Die Meinung bei den Medizinern ist hierbei sehr unterschiedlich. Die älteren Kollegen stehen dem technischen Wandel kritisch gegenüber. Sie vermuten: „Sollten Videosprechstunden in der GKV kommen, senkt das die Schwelle zur noch hemmungsloseren Inanspruchnahme des Gesundheitswesens wegen Bagatellerkrankungen, die im Zeitalter der digitalen Verdummung, mangelhafter Schulbildung und überzogenen Anspruchsdenken schon jetzt unsere Ressourcen verbrennen."[11](p326) Die jüngeren Ärzte befürworten den Trend der Zeit. Nicht nur für die Ärzte, sondern auch für die gesetzlichen Krankenversicherungen bedeutete dies in der Vergangenheit eine finanzielle Mehrbelastung, im Jahr 2016 von einem unteren zweistelligen Millionenbetrag, im Jahr 2017 von einem hohen zweistelligen Millionenbetrag bis unteren dreistelligen Millionenbetrag und im Jahr 2018 von einem unteren dreistelligen Millionenbetrag.[9(p51),10(p1ff.),11(p326),2(p4)]

Im Hinblick auf das unumgängliche Verantwortungsfeld eines Arztes sind medizinische Risiken hinsichtlich einer Diagnosestellung vorprogrammiert. Konkret können Gerüche, wie z.b. der Azentongeruch in der Atemluft eines Diabetikers über die extraverbale Kommunikationsform gar nicht mehr wahrgenommen werden, was auf eine lebensbedrohende Ketoazidose hindeuten könnte. Darüber hinaus ist eine unabdingbare Palpation und Auskultation bei einem drohenden Lungenödem zur ärztlichen Diagnostik nicht mehr durchführbar.[12(p1ff.)] Letztendlich ist die neue Technologie immer als Ergänzungsprodukt für den Praxisalltag zu sehen, denn „Die Wahrheit erfahren Sie nur bei Ihrem Arzt! Die Betonung liegt dabei ganz klar auf der Präposition."[10(p1)]

Mitunter die größte anzusprechende gesetzliche Barriere der Telemedizin ist die Beibehaltung der Datensouveränität der Patienten, gestärkt durch die neue Datenschutz-Grundverordnung der Europäischen Union (EU-DSGVO), verabschiedet am 25. Mai 2018. Die Patienteninteressen dürfen nicht zu wirtschaftlichem Profit dienen, um möglichst einen satten Gewinn zu erzielen. Ein verbesserter Datenfluss darf in keinem Fall zu Einschränkungen der ärztlichen Schweigepflicht, des Datenschutzes und der Datensouveränität führen, sondern muss nach wie vor das höchste Gut für Ärzte und Patienten sein. Der Appell richtet sich v.a. an die jungen Mediziner, die eine andere Art von Sensibilität im Umgang mit Daten/-sammlung an den Tag legen. Die Anonymität individueller Gesundheitsdaten, der Schutz der Privatsphäre und Sicherung der Datenqualität muss auch zukünftig gegeben sein.[1(p124f.)]

4 Literaturrecherche

Der Leser hat die Möglichkeit alle Abbildungen und Übersichtstabellen, die sich aus der Literaturrecherche ergeben haben im Anhang einzusehen.

Literaturverzeichnis

Printmedien

5. **Bechmann S.** *Medizinische Kommunikation: Grundlagen der ärztlichen Gesprächsführung.* 2014. 1. Auflage

7. **Binder-Kissel U.** *Beschwerden als Chancen nutzen: Beschwerdemanagement erfolgreich umsetzen.* 2003. 1. Auflage

2. **Bundestag D.** *Entwurf eines Gesetzes für sichere digitale Kommunikation und Anwendungen im Gesundheitswesen: E-Health-Gesetz;* 2015.

10. **Erdogan B.** "Dr. Google hat jetzt Zeit für Sie!" - Aufbruch in die digitale Medizin? *Rheinisches Ärzteblatt.* 2016;(3):12-14

1. **Jörg J.** *Digitalisierung in der Medizin: Wie Gesundheits-Apps, Telemedizin, Künstliche Intelligenz und Robotik das Gesundheitswesen Revolutionieren.* 2018. 1. Auflage

11. **Paulukat D.** "Real life"-Herausforderung. *Deutsches Ärzteblatt.* 2017;114(7):326

9. **Schmedt M., Stellv. Chefredakteur.** Medizin ist Kommunikation: Videosprechstunde. *Deutsches Ärzteblatt.* 2017;114(3):51

8. **Schweickhardt A., Fritzsche K., Breitbart E., et al.** *Kursbuch ärztliche Kommunikation: Grundlagen und Fallbeispiele aus Klinik und Praxis : mit 48 Abbildungen und 15 Tabellen.* 2016. 3., erweiterte Auflage

Websites

3. **Deutscher Ärzteverlag GmbH, Ärzteblatt.** Fernbehandlung: Weg frei für die Telemedizin. https://www.aerzteblatt.de/archiv/198076/Fernbehandlung-Weg-frei-fuer-die-Telemedizin. Accessed April 16, 2019

4. **Friedemann-Schulz-von-Thun-29dce4ff.jpg (JPEG-Grafik, 268 x 286 Pixel).** https://www.schulz-von-thun.de/assets/images/e/Friedemann-Schulz-von-Thun-29dce4ff.jpg. Updated March 3, 2018. Accessed April 13, 2019

12. **Heinrich C.** Treffen im virtuellen Sprechzimmer: Telemedizin. https://www.zeit.de/2017/22/telemedizin-sprechstunde-arzt-krankenkasse-erstattung-video. Updated May 25, 2017. Accessed April 8, 2019

6. **Schulz von Thun Institut für Kommunikation.** Prof. Dr. Schulz von Thun. https://www.schulz-von-thun.de/f-schulz-von-thun. Accessed April 11, 2019

Anhang

Tabelle 1: Zeichen und ihre kommunikativen Realisierungen (Quelle: eigene Darstellung) – entnommen aus Bechmann, S.5(p70f.)

Zeichen und ihre kommunikativen Realisierungen			
Zeichen	Hervorbringung	Kommunikative Realisierung	Anteil an der Gesamtkommunkation
verbal	physisch	Wörter, Sätze (gesprochen oder geschrieben, Lautsprache)	ca. 10%
paraverbal	physisch	Stimme: - Tonfall (aggressiv, flüsternd schmeichelnd etc.) - Tonhöhe, Lautstärke - Sprechtempo - Melodie - Sprechpausen - absichtsvoll hervorgebrachte Laute (Schnauben, Lachen, Brummen etc.) - Füllwörter - Dialekt, Akzent, Soziolekt	ca. 35%
nonverbal	physisch	Bewegungs- und Raumverhalten: - Körper*sprache*: Mimik, Gestik, Körperhaltung, Körperabstand, Positionierung - Berührungen	ca. 55%
extraverbal = nicht-sprachlich	nicht physisch	Kommunikationsrahmen: - Zeit und Ort - olfaktorische Parameter (Geruch) - visuelle/optische Gesprächsparameter (Helligkeit/Dunkelheit, Farben (z.B. Wandfarbe), Schilder/ Piktogramme/Bilder) - auditive/akustische Gesprächsparameter (Musik, Warntöne, Lärm) - Anordnung von Stühlen - Anzhal der Gesprächspartner - Einrichtung/Dekoration - Kleidung/Aussehen	additiv

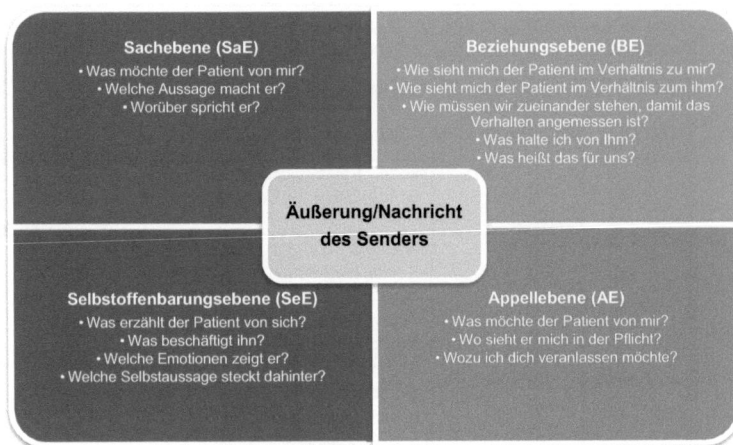

Abbildung 1: Das Kommunikationsquadrat mit den vier Seiten einer Nachricht (nach Schulz von Thun) (Quelle: eigene Darstellung)

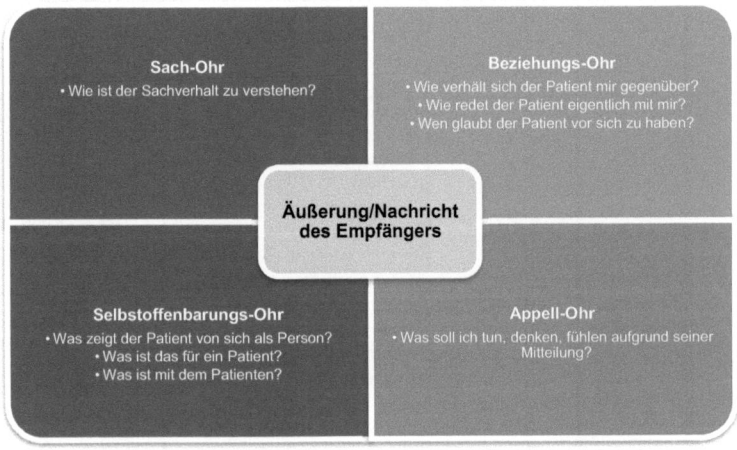

Abbildung 2: Das Vier-Ohren-Modell (nach Schulz von Thun) (Quelle: eigene Darstellung)

BEI GRIN MACHT SICH IHR
WISSEN BEZAHLT

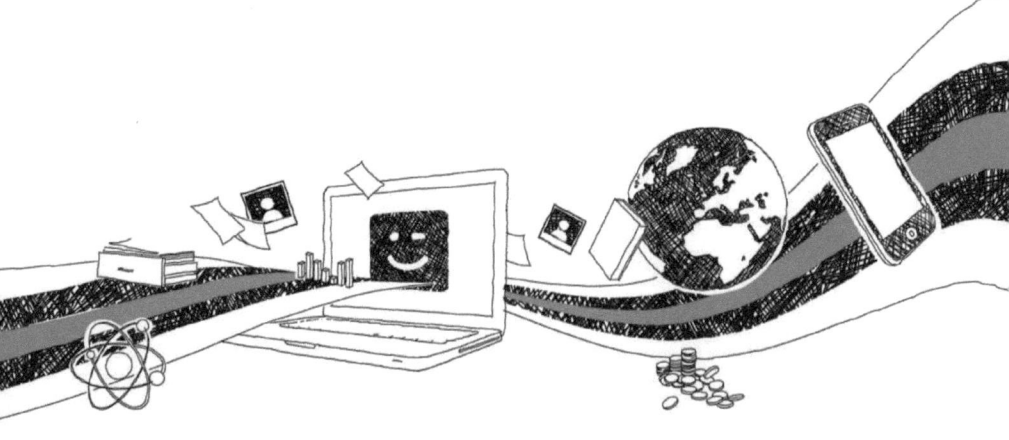

- Wir veröffentlichen Ihre Hausarbeit,
  Bachelor- und Masterarbeit

- Ihr eigenes eBook und Buch -
  weltweit in allen wichtigen Shops

- Verdienen Sie an jedem Verkauf

Jetzt bei www.GRIN.com hochladen
und kostenlos publizieren

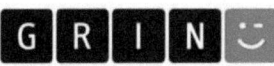